INTRODUCTION

A LA

PUÉRICULTURE

ET

L'HYGIÈNE DE LA PREMIÈRE ENFANCE

PAR

A. CARON

Docteur en médecine de la Faculté de Paris, médecin des prisons de la Seine, membre
de la Société de médecine pratique et de plusieurs Sociétés médicales
scientifiques françaises et étrangères

Principiis obsta.
Sero medicina paratur.

~~~

PARIS

CHEZ L'AUTEUR, 22, RUE DU BOULOI

1865

INTRODUCTION

À LA

PUÉRICULTURE

ET

L'HYGIÈNE DE LA PREMIÈRE ENFANCE

Si la France est actuellement devenue la terre clas-
sique de la science, des lettres et des arts, on ne pourra
pas dire que ce soit par les encouragements et la pro-
tection qu'elle accorde aux auteurs, aux inventeurs et
à tous les travailleurs! Car, chez nous, une idée, une
innovation quelconque vient-elle à se faire jour, que
tout le monde est disposé à critiquer, à plaisanter, avant
même de s'être donné la peine d'examiner, d'étudier
la question dont il s'agit; chose plus extraordinaire,
c'est qu'un vieux principe, une pratique routinière
universellement démontrés insuffisants, arriérés, complétement faux, ont force de loi : on s'y attache, on
s'y cramponne, dût-on compromettre le présent et l'a-
venir; on s'inquiète peu d'ailleurs de savoir s'ils doivent
préjudicier à la constitution, à la santé des générations
futures.

Les préjugés, l'ignorance peut-être, ont depuis longtemps posé en principe que l'on ne pouvait, que l'on ne
devait s'occuper de l'enfant qu'à partir du jour de sa
naissance; l'expérience vient de prouver que si quel-
qu'un cherchait à démontrer les conséquences de cette
routine aveugle et antiphysiologique, on s'exposait à
toutes les rigueurs de cette autonomie sociale.

Et cependant, pour répondre aux susceptibilités de certaines personnes, aux sarcasmes de quelques autres, nous leur donnerons de suite la preuve que, longtemps avant nous, on a compris le besoin, la nécessité de s'occuper des conditions de la viabilité de l'œuf humain, avant qu'il soit devenu embryon, fœtus ou enfant. Les physiologistes, les praticiens ont-ils donc oublié les préceptes qu'ils conseillent chaque jour aux individus entachés de maladies constitutionnelles, d'affections spécifiques, qu'ils savent devoir retentir de près ou de loin sur l'avenir, sur la santé de l'enfant à naître de semblables parents !

Les sociétés savantes, les académies n'ont-elles donc vainement et puérilement discuté ces importantes questions de la consanguinité, que pour faire valoir l'érudition et le mérite particulier de quelques confrères privilégiés ? Les autorités se sont-elles donc si bénévolement mises en mesure de réagir contre de telles habitudes, contre de tels entraînements, par pur esprit d'opposition ? Assurément elles ont cédé à des appréciations plus philosophiques, plus physiologiques, et l'expérience de chaque jour est là pour justifier toute cette sollicitude et les mesures administratives qu'elles ont provoquées.

Tout ceci nous conduit à conclure par anticipation, sauf à le prouver plus péremptoirement par la suite, que la santé de l'homme, que l'avenir et la constitution physiologique de nos enfants, doit nous préoccuper bien avant le terme de l'accouchement. C'est aussi ce qui nous a conduit à donner à ces études spéciales la qualification de *Puériculture*.

Il est d'ailleurs universellement démontré, accepté, que la naissance d'un enfant est, pour chaque famille,

un événement important; que c'est pour les jeunes
mères une occasion de mettre à profit ces instincts, ces
sentiments que la nature a placés dans le cœur de chaque femme.

Pour elles commence une nouvelle existence, de nouvelles et plus sérieuses obligations, que leur commandent les devoirs de la maternité.

L'affection qu'elles doivent avoir pour leurs enfants.
fruit d'un légitime amour, leur prescrit de pourvoir à
tous leurs besoins, de les soustraire aux vicissitudes de
la température, aux conséquences de cette faiblesse originelle qui compromet à chaque instant cette viabilité
native, de les débarrasser de ces produits de déjections
qui, chaque jour, viennent stimuler la sollicitude maternelle. C'est elle aussi qui leur impose le devoir de leur
préparer les nouveaux éléments d'une alimentation
en harmonie de composition physique, chimique et
physiologique. avec la délicatesse des appareils et les
aptitudes physiogéniques de cette époque de la vie.

L'ensemble de toutes ces nouvelles obligations constitue, il est vrai, une science spéciale, destinée aux
jeunes mères et aux nourrices de profession.

Ces connaissances particulières sont, depuis des
siècles, désignées sous le titre d'hygiène des nouveau-
nés ou de la première enfance. Elles devraient, à coup
sûr, faire partie de l'éducation physique et philosophique de la femme; mais, par un sentiment de purita-
nisme que rien ne saurait justifier, il arrive journelle-
ment que les jeunes mères, et plus particulièrement les
nourrices, ignorent complétement les premiers éléments de cette science, tout entière reléguée dans les
livres de médecine, et qui, pour cause, n'est expliquée.
démontrée en aucun lieu, ni pour ni par les médecins.

pas même aux sages-femmes, qui en auraient si grand besoin.

De sorte que, dans chaque famille, au moment critique, les jeunes mères en sont réduites à faire leur éducation maternelle par les commérages de celles qui se croient suffisamment autorisées, par l'impunité dans laquelle les a encouragées l'enfant qui s'est élevé au milieu du manque d'ordre et d'administration physiologique qui a présidé à son éducation.

C'est sous l'empire de ces préjugés que l'on préfère condamner la jeune mère à une ignorance souvent périlleuse, quelquefois coupable, plutôt que de l'initier aux éléments d'une physiologie relative et appliquée. C'est aussi pour ménager sa susceptibilité et ses illusions à venir que, dès l'âge de huit à dix ans, on cherche à briser avec les sentiments instinctifs et favoris de la petite fille, en lui faisant abandonner ces détails d'un passe-temps, d'un amusement de prédilection aux soins d'une poupée chérie ; à cette époque, parents et amies, institutrices, etc., tout le monde semble rivaliser d'efforts pour lui prouver que ces distractions ne sont plus de saison. C'est une conspiration universelle pour chercher à tromper la jeune fille sur sa propre organisation, sur sa destinée physiologique et sociale. On lui ferme les yeux et les oreilles sur une foule de questions essentielles, qu'elle cherche d'autant plus à pénétrer, que l'on semble plus mystérieusement les lui cacher.

Les dehors puritains, les bienséances particulières dont croient faire preuve en cette occasion les familles et les instituteurs n'abusent guère que ceux qui les invoquent, car les enfants, instinctivement poussés à pénétrer ces mystères, à s'instruire sur ces questions physiogéniques, ne manquent presque jamais de recourir aux connaissances plus ou moins erronées , mais populaires d'amies ou de subalternes qui, moins scrupuleuses parce qu'elles sont plus ignorantes encore, ne leur transmettent que des préjugés, des commérages qui perpétuent ainsi, de générations en générations, les principes les plus dangereux, les plus antiphysiologiques, trop souvent les plus immoraux !

C'est une des premières et des plus élémentaires questions d'hygiène de la première enfance que d'être en état, pour une jeune mère, de baigner, de nettoyer et d'habiller son enfant. Les médecins sont là pour nous dire combien de jeunes femmes qui, petites filles, étaient si expertes dans l'art de soigner leurs poupées, sont empruntées, incapables de rendre le moindre service à leurs propres enfants au moment de la naissance. On pourrait certainement compter le nombre de celles qui sont en mesure de présenter convenablement le sein à l'enfant qui le réclame.

Le manque d'expérience, les tâtonnements auxquels les condamne cette imprévoyance, ce défaut d'apprentissage, ne laissent pas que de compromettre très sérieusement la viabilité de l'enfant, en même temps qu'ils créent pour la mère des difficultés souvent infranchissables. C'est au milieu de toutes ces péripéties administratives d'économie domestique que la santé de l'enfant s'altère, que ses fonctions physiologiques se pervertissent, et que commence pour lui cette existence problématique qui justifie cette triste sentence que la vie est, dans ces conditions, une maladie chronique qui débute avec l'enfant et ne finit qu'avec lui.

Si nous voulions passer en revue toutes les principales questions d'hygiène de la première enfance que les jeunes femmes devraient toutes connaître à fond, même avant de devenir mères, nous dépasserions de beaucoup les limites de cette introduction.

Pour n'en présenter qu'une des plus saisissantes, parce qu'elle est des plus capitales dans la vie de l'enfant, nous le demanderons aux jeunes mères, aux nourrices, enfin aux médecins eux-mêmes : qui saura jamais résister au désir de présenter le sein ou le biberon à l'enfant qui crie, en s'autorisant des considérations anatomiques et physiologiques, les seules capables de justifier la nouvelle doctrine que nous professons ?

Quelle est la jeune mère, et surtout la nourrice qui, connaissant la capacité particulière de l'estomac du nouveau-né, son degré d'élasticité ou de résistance à la colonne de liquide qui, de la glande mammaire ou du fond du biberon, va peser sur la surface du ventricule, sera en mesure de résister à ce sentiment maternel qui pousse chaque femme à supposer que le cri de l'enfant ne peut et ne doit être qu'un cri du besoin d'aliment ?

Mais hâtons-nous d'ajouter que les mères, les nourrices, ne sont que trop encouragées par les préjugés, les dictons populaires, et malheureusement aussi par certains praticiens, qui, ayant oublié les conditions anatomiques et physiologiques de la digestion chez les enfants à la mamelle, ne tenant pas compte de la présence ou de l'absence de certains appareils spéciaux à cette époque de la vie, se croient autorisés à soutenir que l'enfant nouveau-né digère plus rapidement et plus complétement qu'un autre tous les aliments que l'on confie à son estomac.

Les médecins, moins que d'autres, doivent oublier que la présence du thymus, l'insuffisance des glandes parotides, linguales, buccales et autres, que l'absence com-

plète des dents et de beaucoup d'autres appareils sécré-
teurs du tube digestif, imposent aux enfants de cet âge
une alimentation dont les qualités et la proportionna-
lité ne sauraient être comparées à celles des âges ulté-
rieurs ; que chez l'enfant à la mamelle, tout aussi bien
que chez l'adulte, les digestions sont soumises à des
conditions d'activité et de repos sans lesquelles l'éla-
boration des produits qu'elles fournissent manquent
de ces qualités physiologiques qui seules peuvent concourir à une assimilation régulière et de bon aloi, à l'é-
dification d'une solide et forte constitution. Nous nous
garderons d'étendre nos appréciations jusqu'aux mi-
nuties d'exécutions relatives à la composition du biberon, admettant le cas où une jeune mère, légitimement
empêchée, voudrait elle-même compléter la sainte et
noble tâche que lui impose sa condition sociale ou ma-
ladive. Mais nous nous demanderons seulement où elle
pourra s'éclairer des lumières indispensables à ce nouveau mode d'allaitement ; car existe-t-il actuellement,
dans la science ou ailleurs, des données pratiques, à la
portée des jeunes mères et des nourrices, qui puissent
les mettre à même de réaliser seules ce nouveau mode
d'éducation physique de l'enfant.

On ne nous contestera pas que ce sont là autant de
questions d'hygiène de la première enfance qui ne peuvent s'exécuter, s'appliquer sans un certain discerne-
ment et sans avoir été préalablement discutées, dé-
montrées! Pourra-t-on nous prouver que, dans l'état
actuel de l'éducation réservée à la femme, à celle qui
doit un jour concourir à la propagation de l'espèce,
elle puisse trouver quelque part les éléments de ces
connaissances, de ces études pratiques, sans lesquelles
elle ne pourra jamais faire qu'une mère imparfaite, et

trop souvent coupable? Tristes conséquences de son ignorance, et tout cela, dans la crainte de l'exposer à la désillusion qui, soi-disant, serait un motif pour l'éloigner ou la détourner des devoirs de la maternité.

Est-il donc plus moral, plus philosophique de tromper les jeunes filles, les jeunes femmes, jusqu'au jour où, condamnées à accepter sans réserve les nouvelles conditions que leur imposent les lois sociales et conjugales, il leur faut, de toute nécessité, accepter cette lutte, cette abnégation personnelle, qui, du même coup, déchire le voile et les met aux prises avec les tristes et trop matérielles exigences de la réalité!

A quoi sert-il donc de cacher à la jeune fille, à la jeune femme, qu'elle est l'un des facteurs les plus importants de la reproduction; que c'est elle qui recèle dans son sein le produit physiologique, l'œuf qui doit un jour constituer l'embryon, le fœtus, l'être humain qui nous personnifie; que c'est à la manière régulière et continue dont s'effectuent toutes les métamorphoses des premières époques, aux qualité des éléments d'assimilation que nous puisons dans les parties constituantes du sang maternel, que nous sommes redevables de la bonne ou mauvaise constitution que nous pouvons présenter à notre naissance.

Quels meilleurs arguments pour engager les jeunes filles, les jeunes mères à se soumettre à toutes les exigences d'une vie physiologique, à veiller, par anticipation, à l'édification, à la conservation de ce fruit sacré, qui doit un jour la récompenser de tant de sacrifices, en resserrant les premiers nœuds d'une légitime et sainte union?

Pourquoi donc laisser ignorer aux jeunes filles, aux eunes mères, que les époques menstruelles coïncident

avec l'évolution périodique et physiologique d'un ovule ?
Est-ce pour les encourager à suivre ces errements, ces
procédés antiphysiologiques qui les poussent à enfrein-
dre les plus simples, mais les plus sérieuses lois de
l'hygiène de ces circonstances, à se livrer à ces pratiques incendiaires qui ont pour but de troubler ces actes
physiologiques, (bains froids, pédiluves glacés, impru-
dences de toutes natures,) capables de déranger et de
suspendre ces importantes fonctions ; de les autoriser,
dans d'autres circonstances, a s'opposer au développement légitime et régulier du fruit fécondé, de lui préparer, toujours par son ignorance, les éléments d'une
nutrition insuffisante, incomplète, souvent même de
mauvaise qualité ; témoin ces jeunes femmes qui se laissent aller à se nourrir, pendant les premiers mois de la
grossesse, avec de la salade, des fruits acides non mûrs,
des aliments indigestes, souvent même avec des subs-
tances malfaisantes, dangereuses pour elles-mêmes ?

Pourquoi leur laisser ignorer que la compression de
la cavité abdominale, thoracique, peut et doit, directe-
ment ou indirectement, compromettre la viabilité de
l'enfant qu'elles portent ;

Que leur constitution originelle, que celle de l'époux
qu'elles se sont choisi ou qu'on leur a imposé, doivent nécessairement retentir sur la santé, sur la constitution de l'enfant auquel elles vont donner le jour
(*Mariage, hérédité, atavisme*) ;

Que l'état de santé relatif ou absolu des père et mère
au moment de la fécondation mérite d'être aussi étu-
dié avec soin, au point de vue anatomique et physiologique ;

Que l'activité des fonctions physiologiques de la
mère pendant toutes les périodes de la gestation doit

préoccuper très sérieusement la famille et les médecins;
qu'il importe de prévenir et de soustraire la jeune mère
à toutes les causes physiques ou morales et surtout
physiogéniques qui pourraient troubler ou suspendre
la régularité des fonctions digestives ou assimilatrices
(*Cause des arrêts de développement*, *des monstruosités*);
source incontestable du rachitisme et de la scrofule.

Qu'enfin, pendant les derniers mois de la grossesse,
les jeunes femmes, les familles doivent se préoccuper
des questions préliminaires relatives à l'accouchement,
en s'assurant, à l'avance, de la sensibilité des appareils
galactogènes (glandes mammaires), en les préparant
prudemment à la mise en activité qui les attend.

Si, par des considérations de convenances sociales ou
commerciales, de santé ou de maladie, la jeune femme
ne doit pas continuer l'œuvre que la nature lui a dé-
partie; si, dis-je, elle ne doit pas allaiter elle-même son
enfant, le mode d'éducation qui doit être suivi sera discuté et arrêté quelque temps avant la naissance de
l'enfant, de façon à faire choix d'une nourrice ou à
s'éclairer personnellement des règles et conditions de
l'allaitement artificiel par le biberon. C'est aussi pendant cette dernière période que la jeune femme doit se
munir de toutes les affaires destinées à la layette, y
compris le berceau et tout ce qui a trait à l'hygiène
de l'enfant pendant les premiers jours de la naissance.

Les seules raisons capables de convaincre les jeunes
femmes, les jeunes mères, de l'importance, de l'utilité
de toutes ces obligations pratiques, ne peuvent ressortir
que de l'appréciation des lois physiologiques qui les
commandent.

C'est donc dans une étude spéciale, approfondie et
raisonnée de toutes ces questions qu'il est permis d'es-

pérer conduire les jeunes mères à une observation plus
raisonnable et plus légitime des devoirs de la maternité.

Toutes ces appréciations physiques, physiologiques
et philosophiques devant comprendre toutes les trans-
formations dont l'œuf humain est susceptible depuis
son origine, c'est-à-dire du jour de sa première organisation ovulaire dans le sein maternel jusques y compris
la fécondation, la gestation, il n'était plus possible de
conserver à ces études la dénomination généralement
consacrée d'hygiène des nouveau-nés ou de la première enfance.

Force nous était donc de recourir à une désignation
plus spécifique et surtout plus caractéristique.

En donnant la préférence au substantif *puériculture*,
nous n'avions jamais pensé offenser les oreilles de nos
confrères et, bien qu'en ait pu dire certain latiniste
passé anatomiste, ce néologisme ne constitue ni un so-
lécisme, ni un barbarisme; car nous trouvons dans le
dictionnaire latin : *Colere Deum*, honorer Dieu ; *colere
patrem*, respecter, aimer son père; *colere puerum* ou
pueros peut bien, à son tour, caractériser l'ensemble
des soins indispensables à notre édification anatomique
et physiologique.

Et le choix de *puer* semble se justifier par les considérations qui précèdent.

En effet, le substantif (infans) semblait nous restrein-
dre à l'étude des conditions physiques et physiologiques de l'enfant qui ne parle pas, de *in fari*, et nous
venons de démontrer que nos études s'appliquaient à
beaucoup d'autres époques, les unes antérieures à l'enfant, tandis que, d'autre part, nous poursuivions nos
appréciations physiologiques jusqu'à la fin de la pre-

mière dentition; dans cette dernière circonstance, l'enfant a déjà préludé à l'exercice de ses organes vocaux ; il parle, et ne saurait plus être désigné par cette expression d'infans.

En définitive, la qualification de puériculture nous permet d'embrasser plus largement toutes les époques, toutes les périodes anatomiques et physiologiques de notre développement organique. Elle résume mieux qu'aucune autre l'ensemble des connaissances spéciales, de physique, de chimie, de météréologie, d'anatomie et de physiologie, dont l'étude, l'application méthodique et raisonnée peuvent le plus efficacement concourir au libre et facile développement de notre espèce. Dans ces nouvelles conditions, la puériculture, lorsque les médecins et les familles en auront mieux apprécié et compris les détails, constituera une véritable science, qui complètera les lacunes de l'hygiène des nouveau-nés ou de la première enfance, l'hygiène de la grossesse et des femmes en couches, et les comprendra toutes. C'est alors qu'elle pourra rendre d'importants services à l'étude de la physiologie, et plus particulièrement à la thérapeutique, en éclairant les questions de pathogénie. A cette époque aussi, elle n'éveillera plus la susceptibilité de personne, et l'on placera au frontispice du cours la légende suivante :

LA PUÉRICULTURE EST A LA SANTÉ DES ENFANTS
CE QUE L'AGRICULTURE EST A LA FERTILITÉ DU SOL

Le tableau synoptique qui suit fera mieux ressortir encore la nécessité et toute l'utilité de ce nouvel enseignement, il mettra tout le monde à même de juger des résultats auxquels nous aspirons.

ORDRE DES CONFÉRENCES HEBDOMADAIRES

PUBLIQUES ET RÉSERVÉES

Faites au Cercle des Sociétés savantes, quai Malaquais, 3, et 22, rue du Bouloi

LES LUNDIS ET VENDREDIS, A 3 HEURES

LA PUÉRICULTURE — DÉFINITION

—

Etudes physiologiques de l'homme et de la femme avant et pendant le mariage.

—

Du mariage au point de vue hygiénique, physiologique et social.

—

Des appareils de la génération chez l'homme et la femme.

—

La fécondation, ses conditions physiologiques.

—

L'ovaire, l'ovule, l'embryon, le fœtus.

—

L'hygiène relative des différentes périodes de la gestation digestion, respiration, circulation.

—

Détermination du mode particulier d'éducation qui sera mis en pratique.

—

Education maternelle, étrangère ou artificielle.

—

Soins particuliers à la mère qui veut nourrir elle-même

—

Choix de la nourrice.

—

Etude et composition du biberon.

—

Trousseau, layette, berceau de l'enfant

HYGIÈNE DE LA PREMIÈRE ENFANCE

OU DU NOUVEAU-NÉ

—

Réception de l'enfant, toilette, bains, habillement, première
boisson, coucher.

—

Allaitation, par la mère, par la nourrice, ou par le biberon.

—

Études physiologiques de chaque mode d'éducation.

—

Du repas de l'enfant; études de la digestion, de la circulation et
de la respiration chez le nouveau-né.

—

Exercice, gymnastique, promenades, sommeil, suivant l'âge.

—

Apparition des dents	1re période.	4 premières dents.
	2e période.	8 premières dents.
	3e période.	12 premières dents.
	4e période.	20 premières dents.

—

Études physiologiques comparatives de chaque période.

—

Sevrage.

Paris. — Imp. de Dubuisson et Cie, rue Coq-Héron, 5.

Imprimé en France
FROC021315010720
24394FR00014B/396